新型冠状病毒职工防护知识50问

全国总工会应对新型冠状病毒
感染肺炎疫情工作领导小组办公室 ◎组织编写

[第二版]

U0243447

中国工人出版社

图书在版编目（CIP）数据

新型冠状病毒职工防护知识50问 / 全国总工会应对新型冠状病毒感染肺炎疫情工作领导小组办公室组织编写. —北京：中国工人出版社，2020.1
ISBN 978-7-5008-7365-5

Ⅰ. ①新… Ⅱ. ①全… Ⅲ. ①日冕形病毒—病毒病—肺炎—预防(卫生)—问题解答 Ⅳ. ①R563.101-44

中国版本图书馆CIP数据核字（2020）第020402号

新型冠状病毒职工防护知识50问

出 版 人	王娇萍	
责 任 编 辑	安 静 李素素	
责 任 印 制	栾征宇	
出 版 发 行	中国工人出版社	
地 址	北京市东城区鼓楼外大街45号 邮编：100120	
网 址	http://www.wp-china.com	
电 话	（010）62005043（总编室）	
	（010）62005039（印制管理中心）	
	（010）62382916（职工教育分社）	
发 行 热 线	（010）62005996 （010）62005042（传真）	
经 销	各地书店	
印 刷	河北景丰印刷有限公司	
开 本	787毫米×1092毫米 1/32	
印 张	3	
字 数	30千字	
版 次	2020年2月第1版 2022年1月第13次印刷	
定 价	12.00元	

编写说明
INTRODUCTION

　　为深入贯彻落实习近平总书记对新型冠状病毒感染肺炎疫情防控工作的重要讲话和重要指示精神，进一步扎实做好疫情防控工作，引导和带动各行各业的职工群众学习防控知识、增强防病意识、加强自我防护，全国总工会应对新型冠状病毒感染肺炎疫情工作领导小组办公室组织编写了《新型冠状病毒职工防护知识 50 问》，并由中国工人出版社正式出版。

　　《新型冠状病毒职工防护知识 50 问》是面向广大职工群众的普及性知识读本，内容规范，以图文并茂的简要问答形式，从基础知识、工作场所、家庭生活和公共场所四个方面对相关防控问题做了通俗解答。同时，全书编制了 40 道职工防控问答选择题，供各级工会组织开展知识竞赛使用，广大职工亦可进行自测，轻松掌握科学防疫知识。

为方便各级工会和广大职工群众有效应用新型冠状病毒防护知识，《新型冠状病毒职工防护知识 50 问》语音版同步编制，浓缩复产复工新阶段的疫情防控知识要点，时长约 40 分钟，扫描本书内附二维码即可收听。

防控疫情是一场不能懈怠的赛跑，一旦漫不经心，就会付出沉重代价；稍有麻痹，后果不堪设想。在这场特殊的战斗中，个人与家庭、个人与企业、个人与社会息息相关、休戚与共。为了自身的安全、亲人的健康、工友的幸福、企业的安宁，每一位职工都需要自觉掌握防护知识，为最终打赢这场疫情防控阻击战贡献力量。

在本书编写过程中，北京慢性病防治与健康教育研究会协助组织健康教育专家、流行病学专家及一线专业医生，承担编写审核工作，谨致敬意。参加本书编写审核的有：陶茂萱（原中国健康教育中心副主任）、罗凤基（北京生物制品研究会）、徐晓莉（北京市疾病预防控制中心）、杨军（北京朝阳医院）、赵芳（北京积水潭医院）、马晓海（北京安贞医院）、杨军（北京市朝阳区疾病预防控制中心）。王航、皮志超、李珊珊参与了本书文字修订工作。随着对新型冠状病毒科学认识的不断深入，相应的医学理论和防控知识也在不断变化，编写专家们依据最新研究成果对相关内容进行了更新，语音版也同步进行了调整，并以第二版的形式推出。

抗击疫情是一场全民行动，职工群众是打赢这场斗争的重要力量。希望本书的出版能为遏制疫情扩散、保障职工群众生命安全和身体健康发挥作用。由于时间仓促，对于新型冠状病毒的研究还在持续进行，书中内容如有不当之处，恳请广大职工和工会干部指正。

目录

C O N T E N T S

第一部分　基础知识篇

第二部分 **工作场所篇**

第三部分 家庭生活篇

第四部分 公共场所篇

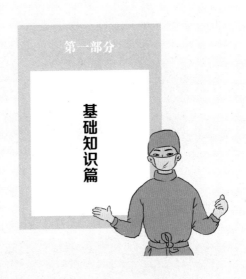

第一部分

基础知识篇

扫描二维码
进入语音版的安全防护世界

01 什么是冠状病毒？ 什么是新型冠状病毒？

冠状病毒是自然界广泛存在的一大类病毒家族，因其形态在电子显微镜下观察类似王冠而得名，主要引起呼吸系统疾病。

目前已经发现感染人的冠状病毒有 7 种，其中 SARS 病毒、MERS 病毒和新型冠状病毒等可引起较严重的人类疾病，表现为从普通感冒到重症肺部感染等不同的临床症状，并且具有较强的传染性。

此次在武汉发现的新型冠状病毒是一种以前尚未在人类中发现的冠状病毒新毒株，世界卫生组织将其命名为 2019-nCoV。

冠状病毒还会感染猪、牛、猫、犬、貂、蝙蝠、老鼠、刺猬等哺乳类动物及多种鸟类。

冠状病毒如何由动物传到人？

新型冠状病毒、SARS-CoV 的病毒类群都为蝙蝠中的冠状病毒 HKU9-1，而许多与冠状病毒有联系的人类感染冠状病毒都和蝙蝠有关，许多冠状病毒的天然宿主都是蝙蝠。

基因组序列同源性分析显示，新型冠状病毒与蝙蝠病毒的同源性达 85% 以上。不过，从蝙蝠传播到人，可能还存在更多的中间宿主，目前还没有确认。

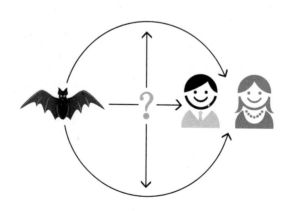

新型冠状病毒会人传人吗？

根据目前的证据，可以确定新型冠状病毒可以持续人传人，传染源主要是被新型冠状病毒感染的患者。无症状感染者也可能成为传染源。

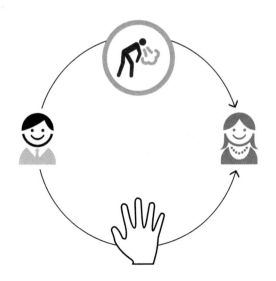

新型冠状病毒的传播途径有哪些?

呼吸道飞沫传播、接触传播是新型冠状病毒的主要传播途径。

呼吸道飞沫传播是指病毒感染者在说话、咳嗽、打喷嚏时带出分泌物或飞沫使易感者感染。

接触传播是指直接接触病毒感染者的分泌物或间接接触被病毒携带者的分泌物污染的物体,然后又触摸自己的口、鼻或眼而感染病毒。

气溶胶和消化道等传播途径尚待明确。气溶胶传播是指病毒感染者咳嗽、打喷嚏飞溅出的飞沫混合在空气中,形成气溶胶,被易感者吸入导致感染。

**新型冠状病毒的潜伏期有多长？
潜伏期会传染吗？**

　　新型冠状病毒的潜伏期通常为 14 天，多为 3~7 天。

　　根据对初期病例的观察来看，新型冠状病毒在潜伏期具有传染性。

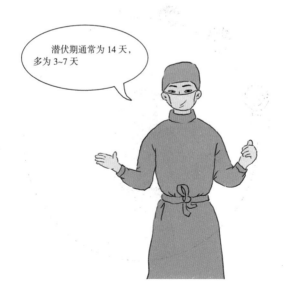

潜伏期通常为 14 天，多为 3~7 天

新型冠状病毒的易感人群有哪些?

人群对新型冠状病毒普遍缺乏免疫力，普遍易感。老年人、青壮年、孕妇及儿童均有发病。

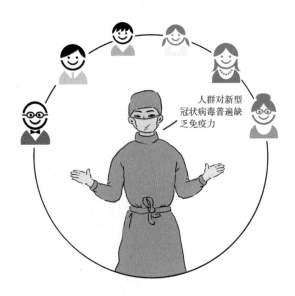

人群对新型冠状病毒普遍缺乏免疫力

新型冠状病毒感染有预防药物吗？

目前无特效药，只能对症支持治疗。针对新型冠状病毒肺炎的药物和疫苗的研发都在进行中，同时国家也在对一些中药进行观察研究。

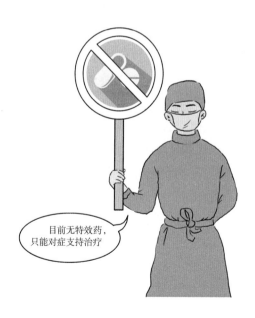

目前无特效药，只能对症支持治疗

感染新型冠状病毒后有哪些症状？

感染新型冠状病毒后的一般症状有发热、乏力和干咳，以及逐渐出现呼吸困难。部分患者起病症状轻微，甚至无明显发热。少数感染者无明显临床症状，仅核酸检测呈阳性。部分患者仅表现为低热、轻微乏力等，无肺炎表现，多在 1 周后恢复。

感染后的严重症状包括急性呼吸窘迫综合征和 / 或低氧血症、脓毒症休克、难以纠正的代谢性酸中毒、出凝血功能障碍。值得注意的是，重型、危重型患者病程中可表现为中低热，甚至无明显发热，但肺部 CT 会有改变。

此外，还有部分感染者发病症状"不典型"，表现如下：

（1）以消化系统症状为首发表现，如轻度食欲减退、乏力、精神差、恶心呕吐、腹泻等。

（2）以神经系统症状为首发表现，如

头痛。

（3）以心血管系统症状为首发表现，如心慌、胸闷等。

（4）以眼科症状为首发表现，如结膜炎。

（5）仅表现为四肢或腰背部肌肉轻微酸痛。

从目前收治的病例情况看，多数患者预后良好，儿童病例症状相对较轻，少数患者病情危重，甚至死亡。死亡病例多见于老年人和有基础慢性疾病者。

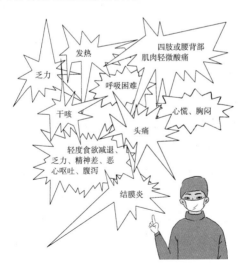

新型冠状病毒肺炎与流感症状有什么区别？

流感症状主要表现为发热、头痛、肌肉痛和全身不适，体温可达 39℃~40℃，有畏寒、寒战、全身肌肉关节酸痛、乏力、食欲减退等症状，常伴有咽喉痛、干咳、鼻塞、流涕、胸骨后不适、颜面潮红、眼结膜充血。部分以呕吐、腹痛、腹泻为特点，常见于感染乙型流感的儿童。无并发症者病程呈自限性，多于发病 3~4 天后体温恢复正常、全身症状好转，但咳嗽、体力恢复常需 1~2 周。

肺炎是流感最常见的并发症，其他并发症有神经系统损伤、心脏损害、肌炎、横纹肌溶解综合征和脓毒症休克等。

目前对于新型冠状病毒肺炎症状尚缺乏足够的临床资料。根据现有病例资料，新型冠状病毒肺炎以发热、乏力、干咳等为主要表现，少数患者伴有鼻塞、流涕、腹泻等上呼吸道和消化道症状。重症病例多在 1 周后出现呼吸困难，严重者快速进展为急性呼吸窘迫综合征、脓毒症休克、难以纠正的代谢性酸中毒和出凝血功能障碍。

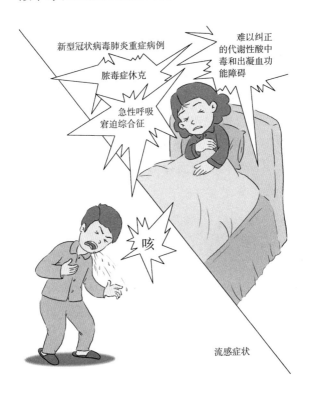

流感症状

新型冠状病毒离开人体能否存活？在外界物体上的存活时间是多久？

　　在不同温度、湿度下，病毒在空气中存活的时间是不一样的。病毒怕热，温度越高，病毒存活的时间越短。新型冠状病毒对于干燥、日光、紫外线都很敏感，在室外的存活时间不会太久。

　　因为和 SARS 病毒在遗传上高度相关，参照相关数据，SARS 病毒可以在土壤、玻璃、金属、塑料等表面存活 2~3 天，这个数据可作为参考。

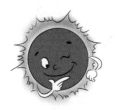

病毒

如何判断新型冠状病毒肺炎已治愈?

参照目前最新《新型冠状病毒感染的肺炎诊疗方案(试行第五版)》等相关标准,体温恢复正常 3 天以上,呼吸道症状明显好转,肺部影像学显示炎症明显吸收,连续两次呼吸道病原核酸检测呈阴性(采样时间间隔至少 1 天),可解除隔离出院或根据病情转至相应科室治疗其他疾病。

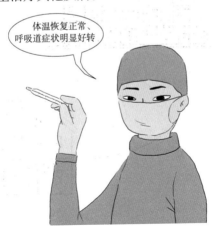

体温恢复正常、呼吸道症状明显好转

新型冠状病毒肺炎患者出院后需要注意什么?

达到出院标准的患者要定期复诊。在恢复过程中要注意防范再次出现感染,最好居家隔离一段时间,以保证身体完全康复。注意勤洗手,少出门,保护自己和他人。

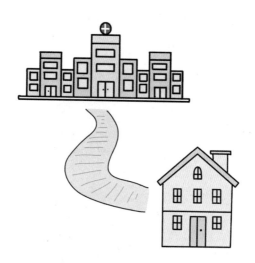

第二部分

工作场所篇

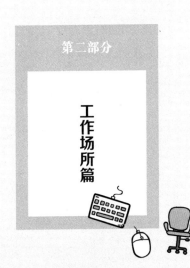

扫描二维码

进入语音版的安全防护世界

上下班途中如何做好个体防护?

上下班尽量不乘坐公共交通工具,最好步行、骑行或乘坐私家车、班车上班。如果必须乘坐公共交通工具,务必全程佩戴一次性使用医用口罩,途中尽量避免用手触摸车上物品,也可戴上手套,尽量与他人保持一定距离。

下班回家摘掉口罩时,注意不要触碰口罩前部,废弃的口罩应按照生活垃圾分类要求处理,丢弃口罩后马上洗手。口罩在弄湿或弄脏时应及时更换。

不管外出是否戴手套,都要坚持洗手,这样才能尽量避免由于手污染造成的接触传播。

**办公场所的哪些地方
是"高危"地带？**

新型冠状病毒主要通过空气中的飞沫进行传播。空气不流通、人员密度较大、人员来往较频繁的地方，都是"高危"地带。

按照危险程度可以排序为：电梯间＞餐厅（饭堂）＞办公室＞会议室＞卫生间。

鉴于目前有机构从患者粪便中检测出了新型冠状病毒，上完卫生间后须规范洗手，方能接触办公设备。

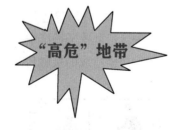

 ＞ ＞ ＞ ＞

电梯间　　餐厅（饭堂）　　办公室　　会议室　　卫生间

进入办公场所应该采取哪些防护措施?

进入办公场所前应自觉接受体温检测,体温正常方可进入工作区域,并应立刻到卫生间洗手。若体温超过 37.2℃或有咳嗽等感冒症状,请勿入室工作,并回家观察休息,必要时到医院就诊。

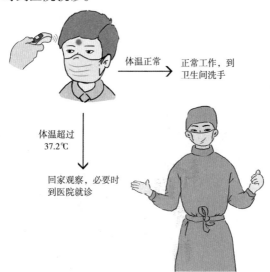

体温正常 → 正常工作,到卫生间洗手

体温超过 37.2℃ ↓ 回家观察,必要时到医院就诊

公共办公区域应该采取 哪些防护措施？

每日须对门厅、楼道、会议室、电梯间、楼梯、卫生间等公共区域进行清洁和消毒，地面可使用喷雾消毒，台面及门把手、开关等定期使用含氯的消毒液擦拭。每个区域使用的保洁用具要分开，避免混用。

保持办公区域环境清洁，建议每日通风 3 次，每次 20~30 分钟，通风时注意保暖。人与人之间保持 1 米以上距离办公，在多人办公室工作的员工要佩戴口罩。接待外来人员时，双方均应佩戴口罩。倡导员工多饮水，勤洗手，特别是在进食前、如厕后应严格洗手。

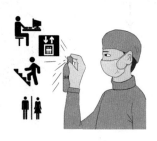

电梯间应该采取哪些防护措施?

电梯间是空气极其不流通的场所,虽然一定浓度的酒精可以溶解冠状病毒外膜,但酒精极易挥发,每小时都应安排专人对电梯间进行酒精消毒。

电梯间的危险是无形的,由于环境密闭,有人咳嗽或打喷嚏离开后就成了危险区域。因此,搭乘电梯一定要佩戴口罩。如果楼层不高,可选择走楼梯。

有条件的单位要频繁为电梯间消毒,特别是按钮区,并保持通风设备正常工作。有些单位创造性地采用为电梯按钮区覆透明膜,并在旁边提供纸抽供乘梯人员按压按钮的做法,既保护了机电系统不被频繁使用的消毒液损坏,又起到了预防病毒的作用。

会议室应该采取哪些防护措施？

参会人员须佩戴口罩、自带水杯，进入会议室前须先洗手。

开会人员间隔 1 米以上，控制会议时间。会议时间过长时，需要开窗通风。

会议开始前及结束后，须对场地进行清洁消毒。若必须使用公共茶具，建议用开水煮沸消毒。

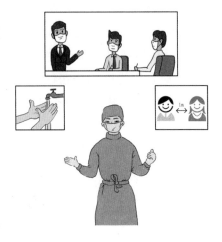

食堂应该采取哪些防护措施？

食堂应采用分时段进餐，避免人员密集。个人采用分餐进食，注意人员间距大于 1 米。

餐厅内保持环境清洁和空气流通，特别是操作间，应保持清洁、干燥。建议营养配餐，保证饮食清淡可口。

食堂应按照《食品卫生法》要求严格规范消毒。

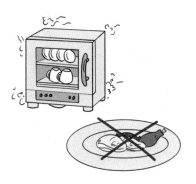

公务来访中如何做好个体防护？

公务来访人员须佩戴口罩并做好登记。进入办公楼前首先检测体温，核查有无疫区接触史和发热、咳嗽、呼吸不畅等症状。无上述情况且体温在 37.2℃及以下者，方可入楼公干。

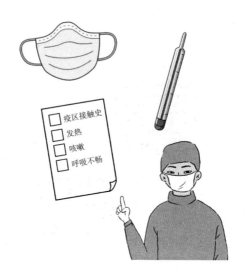

日常办公时应该采取哪些防护措施?

日常办公时,要对手部可能接触到的区域与物件进行清洁。

对于手机、门把手、鼠标、键盘、工作证、文具、椅子等,可根据实际情况进行消毒。

酒精可喷洒覆盖物件,自然晾干即可,不用擦拭。

特殊时期,减少纸质文件的传递,尽量采用网络渠道传递信息,减少面对面接触的机会。

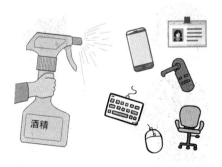

怀疑身边的人感染了新型冠状病毒应该怎么办？

如果怀疑身边的人感染了新型冠状病毒，首先要戴好口罩，与其保持一定距离，同时建议对方戴好口罩，到就近的定点救治医院发热门诊接受治疗。

室内应开窗通风，对疑似患者用过的物品进行分类消毒。

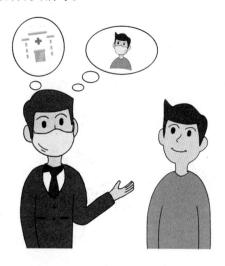

特定行业人员如何做好防护措施？

公交司乘人员、出租车司机、公共场所服务人员、交警、安保人员、记者、快递员等，因日常接触人群较多，所在单位应为其配置一次性使用医用口罩、医用外科口罩，同时配置手部消毒液、消毒纸巾、体温计等，并做好工作环境的消毒。

对于个人而言，工作期间应做好个人防护，规范佩戴口罩上岗。口罩一旦变形、弄湿或弄脏，需要及时更换。注意保持手部卫生，用洗手液或肥皂进行流水洗手，或者使用含酒精成分的免洗洗手液。每日至少测量 2 次体温。一般情况下不必穿戴防护服、防护面罩等防护用品。

如果出现可疑症状（如发热、咳嗽、咽痛、胸闷、呼吸困难、乏力、恶心呕吐、腹泻、结膜炎、肌肉酸痛等），应立即停止工作并报告单位，根据病情居家隔离或就医。

违反隔离措施要
承担哪些法律责任?

根据相关法律,有"拒绝执行疾病预防控制机构依照传染病防治法提出的预防、控制措施的"等情形的,应予以立案追诉(妨害传染病防治罪),处三年以下有期徒刑或者拘役;后果特别严重的,处三年以上七年以下有期徒刑。

如果是故意传播突发传染病病原体,危害公共安全的,则以危险方法危害公共安全罪定罪处罚。

如果是患有突发传染病或者疑似突发传染病而拒绝接受检疫、强制隔离或者治疗,过失造成传染病传播,情节严重,危害公共安全的,依照刑法,以危险方法危害公共安全罪定罪处罚。

第三部分

家庭生活篇

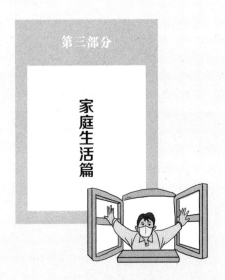

扫描二维码

进入语音版的安全防护世界

不同类型的口罩有什么区别?

N95 医用防护口罩：能过滤 95% 的 0.3 微米颗粒，对病毒有阻隔作用，主要用于预防经空气传播的疾病。

一次性使用医用口罩：分三层，外层为隔水层，可防止飞沫进入口罩里面；中层为过滤层，可起到阻隔微粒的作用；内层贴近鼻口，可吸湿。

棉纱口罩：防病毒效果差，且厚重、闷热、与面部密合性差，不建议使用。

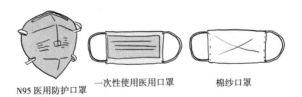

N95 医用防护口罩　　　一次性使用医用口罩　　　棉纱口罩

怎样正确佩戴口罩？

无论选择哪种口罩，都需要确认正反面、上下端，使用前洗手。

（1）金属条鼻夹侧朝上，深色面朝外（或褶皱朝下）。

（2）使用一次性使用医用口罩时，上下拉开褶皱，使口罩尽量覆盖口、鼻、下颌。

（3）双手指尖沿鼻梁金属条由中间至两边慢慢向内按压，直至紧贴鼻梁。

（4）适当调整口罩，使口罩周边充分贴合面部，形成密闭环境，让呼吸的空气经过口罩而不是四周的缝隙。

建议 2~4 小时更换一次口罩，如口罩变湿或沾到分泌物则要立即更换。摘口罩时不要触摸面部暴露部分，用过的口罩应销毁丢弃。

口罩的佩戴方法

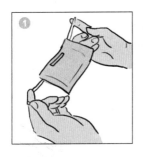

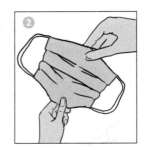

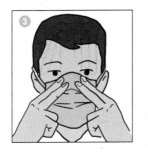

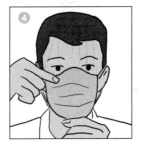

废弃口罩应该如何处理?

　　疫情期间，将废弃口罩放入带盖的垃圾桶内，按照生活垃圾分类要求进行处理。丢弃废弃口罩前最好进行销毁，避免二次使用。在佩戴口罩前及摘掉口罩后要做好手部卫生。

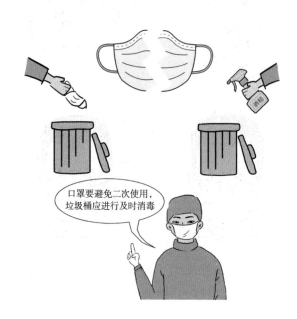

正确的洗手步骤是什么？

（1）用流水淋湿双手。

（2）取适量洗手液（肥皂），均匀涂抹整个手掌、手背、手指和指缝。

（3）认真搓双手不少于 20 秒，具体操作如下：

①掌心相对，手指并拢，相互揉搓。

②手心对手背，沿指缝相互揉搓，交换进行。

③掌心相对，双手交叉，沿指缝相互揉搓。

④弯曲手指，使指关节在另一手掌心旋转揉搓，交换进行。

⑤右手握住左手大拇指旋转揉搓，交换进行。

⑥将五个手指尖并拢放在另一手掌心旋转揉搓，交换进行。

（4）用流水彻底冲净双手。

（5）擦干双手，取适量护手膏护肤。

六步洗手法

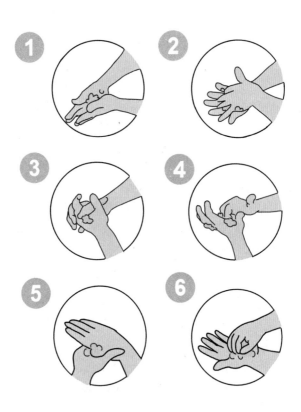

如何照料居家隔离者？

要将居家隔离者安置在通风良好的单人房间。家庭成员应尽可能住在不同房间，如条件不允许，也应与隔离者至少保持1米以上距离。

（1）限制看护人数，尽量安排一位健康状况良好且没有慢性疾病的人进行护理。拒绝一切探访。

（2）限制隔离者活动，隔离者和家庭成员活动共享区域最小化。确保共享区域（厨房、浴室等）通风良好。

（3）看护者与隔离者共处一室时应戴好口罩，口罩紧贴面部，佩戴好后禁止触碰和调整。口罩被污染时必须立即更换。摘下及丢弃口罩之后，应清洗双手。

（4）与隔离者有任何直接接触或进入隔离空间后，应清洗双手。

新型冠状病毒感染的居家预防措施有哪些?

确保室内空气流通。每星期最少彻底清洁家居环境一次。物品表面或地面被呼吸道分泌物、呕吐物或排泄物污染时,应先用吸水力强的即弃抹布清除可见的污垢,然后用适当的消毒剂对被污染处及其附近区域进行消毒。

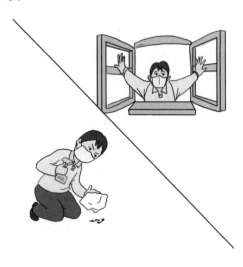

如何在饮食方面预防新型冠状病毒感染？

建议按照《中国居民膳食指南》进行食物搭配，应注意保持合理的饮食结构，保障营养均衡。注意食物的多样性，粗细搭配、荤素适当，多吃新鲜水果、蔬菜，补充维生素与纤维素，多饮水。

要从正规渠道购买生鲜食品，充分煮熟后食用。处理生熟食品的砧板和刀具要严格区分。

平衡膳食，保证营养，提高身体的免疫力。不要听信偏方和食疗可以预防新型冠状病毒感染的说法。

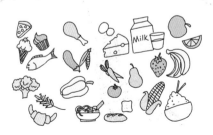

**接种过流感疫苗
能否预防新型冠状病毒感染？**

　　流感疫苗主要是预防流感的，对新型冠状病毒起不到预防作用。接种流感疫苗后仍可能感染新型冠状病毒，也可能出现严重症状。

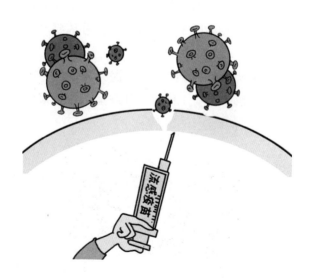

老年人如何预防 新型冠状病毒感染?

老年人是新型冠状病毒的易感人群,在疫情期间,应该尽可能减少外出,避免出入人员密集的公共场所。必须外出时应佩戴口罩,回家后马上洗手。

保持家庭环境的清洁,每天开窗通风 1~2 次,每次 30 分钟,开窗时注意保暖。

注意平衡膳食,适量运动,避免焦躁情绪。同时,注意高血压等基础病的自我监测,按时服药,发现问题及时就医。

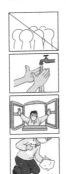 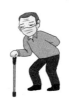

34 婴幼儿如何预防 新型冠状病毒感染?

没有感染过新型冠状病毒的人都是易感的，对婴幼儿的感染预防不可掉以轻心，应注意以下几方面：

（1）不去易感区域，不与患者及疑似患者接触，不外出。家中保持通风换气。

（2）不面对孩子呼气、喘气，不和孩子入口同一食物，不和孩子共用餐具。

（3）如需外出，帮孩子佩戴好口罩。

（4）外出回家后，及时清洗手、鼻、眼睛等暴露的部位。将外套放在通风的地方晾晒或者清洗。

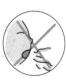

孕产妇如何做好
新型冠状病毒感染的居家预防?

（1）保持居室空气清新、温度适宜，适时开窗，避免过冷或过热，以免感冒。

（2）孕产妇的毛巾、浴巾、餐具、寝具等生活用品单独使用，避免交叉感染。

（3）饭前便后，用洗手液或肥皂及流水洗手，或者使用含酒精成分的免洗洗手液；打喷嚏或咳嗽时，用纸巾遮住口、鼻。

（4）避免亲朋探视，避免与呼吸道感染者以及两周内去过疫情高发地区的人群接触。

（5）健康产妇哺乳前要正确洗手。目前关于母胎传播、乳汁传播的研究尚不明确。如果哺乳期妈妈确诊感染了新型冠状病毒，应暂停母乳喂养，以免传染给婴儿。

（6）保证生活规律、睡眠充足，多饮水，保持营养均衡，饮食清淡，适当运动，保持良好心态，增强自身抵抗力。

**疫情期间，
孕妇能否进行正常产检？**

　　在疫情期间，孕妇如无特殊情况可与产科医师协商适当延后产检时间，自行居家监测胎儿宫内情况（胎动）。必须产检时，应提前预约，做好防护，并尽量缩短就医时间。存在妊娠合并症及并发症的孕产妇，要严格遵医嘱治疗。

　　孕期出现异常情况（头痛、视物不清、心慌气短、血压升高、阴道出血或流液、异常腹痛、胎动异常等）或有分娩征兆时，应及时就医。不要因恐惧、担忧而延误就医。

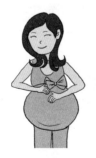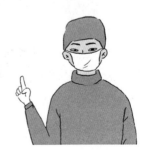

室内应该怎样通风?

天气寒冷时，家里门窗长时间关闭，加之人员的活动、烹饪等行为，均会导致室内环境污染加重，因此应适当开窗通风换气。

建议通风换气宜根据室内、室外环境而定。室外空气质量较好时，早、中、晚均可通风，每次时间为 15~30 分钟；室外空气质量较差时，应适当减少通风换气频次和时间。

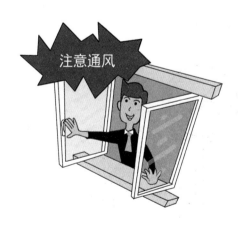

注意通风

将室温调至 30℃，病毒活性会被抑制吗？

目前尚不能确定将室温调至 30℃对抑制病毒活性是否有效。根据冠状病毒的理化特性，随着温度的升高，病毒的活性下降。

从阻断病毒传播来看，不论是冬季还是夏季，不论是在南方还是北方，不论是在家里还是工作场所或是公共场所，简单有效的做法就是经常开窗通风，尽量避免到空气不流通或人流密集的场合。

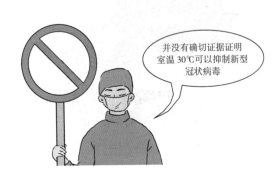

**有必要给钥匙、手机、
外衣等消毒吗?**

　　新型冠状病毒可以通过接触传播，在手
接触了感染物品之后触摸口、鼻、眼便有可
能使病毒进入体内。对钥匙、手机、外衣进
行消毒，可以减少感染新型冠状病毒的风险。

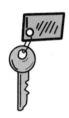 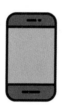 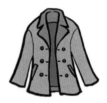

室内消毒的方法有哪些?

（1）酒精：酒精能使细菌的蛋白质变性凝固，为皮肤消毒时可使用 75% 医用酒精。

（2）蒸笼：从沸腾开始，20 分钟即可达到消毒目的，适用于餐具、衣物和纱布的消毒。

（3）煮沸：100℃沸水能使细菌的蛋白质变性，消毒杀菌的物品需要全部浸过水面，适用于餐具、玩具、奶瓶等小件物品的消毒。

（4）天然紫外线：天然紫外线就是太阳光，适用于衣物、毛绒玩具、被褥等的消毒。

（5）高锰酸钾溶液：可以使用 5‰ 高锰酸钾为餐具、蔬菜和水果消毒，浸泡 1 分钟之后，再用干净的饮用水冲洗一遍即可。

（6）漂白粉：漂白粉能使细菌的酶失去活性而死亡，是非常有效的消毒杀菌法。在桌椅、床、地板、墙面等使用 1%~3% 漂白水（漂白粉加清水），用抹布擦拭即可达到消毒目的。

疫情期间怎样进行体育锻炼？

　　疫情期间，可以在家中进行一些比较温和的体育锻炼，比如广播体操、原地抬腿运动、太极拳、八段锦等，尽可能使身体各部位、各系统都得到适当锻炼，拓宽锻炼的项目和形式，以达到增强体质的目的。

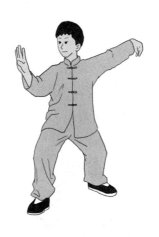

抽烟、喝酒能预防新型冠状病毒感染吗？

抽烟、喝酒均不能预防新型冠状病毒感染。

有传言烟油可以阻挡病毒进入肺细胞，但事实上吸烟会损害呼吸道黏膜，非但不能预防病毒感染，反而带来更多的病毒感染机会。吸烟者在感染病毒后，病情会更严重。

酒精需要直接作用于病毒才能消灭病毒，也就是用酒精擦拭或喷洒可能存在病毒的物体表面才能发挥作用。新型冠状病毒一般通过呼吸道侵犯人体，喝酒则是使酒精通过消化道进入体内，然后在体内被分解代谢。因此，喝酒并不能抗病毒。

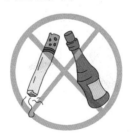

怎样做好疫情期间的心理调适？

预防新型冠状病毒感染，增强个人心理免疫力是必要的。

（1）保持正常作息，按时休息，尽量保持生活的稳定性。合理安排饮食，多喝水，保证新鲜水果、蔬菜摄入，同时适度进行居家锻炼。

（2）少刷手机。网络时代信息爆炸，加之自媒体的普及，各种真假消息鱼龙混杂，要学会正确甄别各种信息，培养乐观情绪。

（3）充实生活，转移注意力。适度选择家中娱乐活动，如玩一些简单的小游戏，多运动，深呼吸，泡泡热水澡，做做家务，和家人聊聊天，尽可能让自己愉悦。

（4）学会宣泄。面对未知的、存在很大不确定性的病毒，感到焦虑是正常的情绪反应。必要时接纳自己的情绪，不要严苛要求自己。

（5）正视身体发出的信号。处于应激状态时，身体会出现一些自然反应，比如睡不好觉、吃不好饭、注意力不集中、情绪不佳，或者看到网络上介绍的疾病症状，由于心理暗示，也会感到咽干、咽痛、胸闷、头昏、呼吸不畅等。如果症状严重且持续，就需要到医院就诊，由医生评估并制定治疗方案。

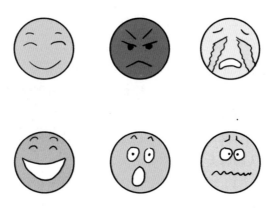

第四部分

公共场所篇

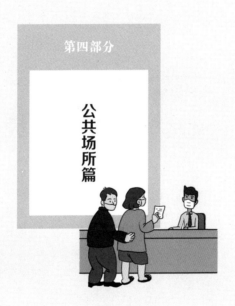

扫描二维码
进入语音版的安全防护世界

44 在农贸市场里如何
预防新型冠状病毒感染?

农贸市场人流密集,又有大量生鲜食品,在疫情流行时极易引发感染,因此前往农贸市场时必须佩戴口罩,做好必要的防护措施。

尽可能减少人与人的直接接触,避免与市场里的流浪动物、垃圾、废水接触,避免触摸眼、鼻、口,避免与生病的动物和病变的肉接触,特别是要避免接触野生动物。发现屠宰、出售病、死禽畜或野生动物的,应当向防疫部门举报。

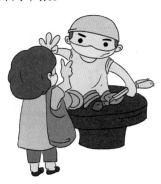

在公共交通设施中如何 预防新型冠状病毒感染?

公交车、地铁、火车、轮船和飞机等公共交通设施空间密闭、人流密集,必须佩戴口罩,减少触摸,以降低接触病原风险。

自己咳嗽或打喷嚏时,要用纸巾将口、鼻完全遮住,并将用过的纸巾立刻扔进封闭式垃圾箱内,防止病原传播。

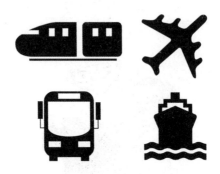

居民区有哪些传播疫情的因素？

居民区人口聚集，在呼吸道病毒流行时期，各种感染都可能出现，特别是上呼吸道感染与这次新型冠状病毒肺炎的早期症状很难鉴别，因此需要重视。

居民区感染源主要有患者、患者家属、探视者及相关因素：

（1）环境因素：室内卫生、生活垃圾、空气污染、季节、温度。

（2）预防因素：医疗保健服务和控制传播预防措施的覆盖率和有效性。

（3）宿主因素：年龄、生活习惯、传染性大小、身体基础状况等。

（4）病原体特征：传播方式、传染力、毒力因素和微生物量。

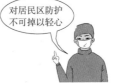

对居民区防护不可掉以轻心

去医院时如何预防
新型冠状病毒感染?

（1）去医院看病、探望患者时，尤其是去医院的发热门诊或呼吸科就诊时，必须戴上口罩，必要时增加其他防护措施。

（2）尽可能避免与有呼吸道疾病症状（如发热、咳嗽或打喷嚏等）的人密切接触，尽可能避免触摸医院设备。

（3）保持良好的个人卫生习惯。离开医院回家后，立即用肥皂和清水或含酒精的免洗洗手液清洗双手，不用脏手触摸眼、鼻、口。

（4）密切关注发热、咳嗽等症状，出现此类症状要及时就医。

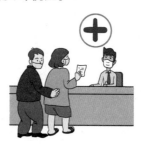

在人群密集场所 应该采取哪些防护措施?

应尽量避免去人群密集的公共场所,以减少与患病人群接触的机会。如必须前往公共场所,要正确选择和佩戴口罩。同时,应尽量避免去疾病流行地区,以降低感染病原体的风险。

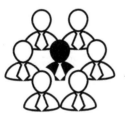

远离人群

49 返回工作城市途中如何预防新型冠状病毒感染?

（1）返城前的物品准备。一般情况下，准备医用外科口罩 1 个、医用防护口罩 1 个、医用外科帽（或普通浴帽）1 个、护目镜（或太阳镜）1 副，有条件的还可以准备医用橡胶手套 1 双、医用酒精棉片若干。

（2）过安检的注意事项。出发前戴上医用外科口罩，以便于机场或火车站入口处面部识别前后的摘戴。合理收纳物品，将证件等放于易于拿取的位置，以缩短安检通过时间。

（3）登机或上车后的注意事项。安检后，戴上帽子，并用帽子遮住头发和耳朵部位，将医用外科口罩换为医用防护口罩，并戴上防护镜或太阳镜，以及橡胶手套。登机或上车后，全程佩戴防护用品，并用酒精棉片擦拭手机、耳机等易污染物品。尽量避免吃东西，尽量喝瓶装水。除了喝水，应全程佩戴口罩。

（4）换乘到市内交通工具后的注意事项。乘出租车时，全程佩戴口罩、帽子，不与司机闲聊；乘公交车、地铁时，在全程佩戴口罩、帽子的同时，尽量避免与人靠得太近，不触摸公共区域。

（5）到达城市居所后，戴着手套摘掉帽子、口罩等物品，折叠后丢入带盖的垃圾桶。摘掉手套，用75%酒精对鞋子进行喷洒消毒。脱掉外衣、外裤等，放入洗衣机高温洗涤，用酒精棉片擦拭手机以及行李箱把手等易污染处。最后，洗热水澡。

点外卖、收快递会有感染新型冠状病毒的危险吗？

在收取快递和外卖时，可以请快递员将快递物品或外卖食品放在门外，以减少直接接触传播的机会。最好用消毒液喷洒外卖、快递外包装，并妥善丢弃，不要带入办公室或家中。

中国疾病预防控制中心在新型冠状病毒感染防治指南中要求，不要接触健康状况不明的家禽和野生动物，所以不要寄送和接收未经加工的家禽类。

除了一些急需用品之外，尽量不要收寄从疫区发出的快递，以减少间接接触感染的可能，缓解疫区交通压力。

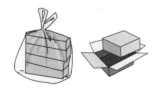

全国职工新型冠状病毒肺炎
防控知识竞赛题

（相关知识更新较快，各地工会组织活动使用时请再次核准）

【单选题】

1. 2020 年 1 月 25 日，中共中央政治局常务委员会召开会议，决定党中央成立应对疫情工作领导小组，在（　　）领导下开展工作。

A. 中央政治局常务委员会

B. 中央书记处

C. 国家卫生健康委员会

2. 新型冠状病毒会人传人吗？（　　）

A. 会，虽然来源不明确，但具备在人与人之间传播的能力

B. 不会，主要是动物之间的传播

3. 2020 年 1 月 20 日，经国务院批准，新

型冠状病毒肺炎新纳入《中华人民共和国传染病防治法》规定的（　　）传染病，采取（　　）传染病的防控措施进行管理。

A. 甲类 甲类

B. 乙类 甲类

C. 甲类 乙类

D. 乙类 乙类

4. 哪类人群感染新型冠状病毒后，病情进展相对更快，严重程度更高？（　　）

A. 中小学生

B. 免疫功能较差的人群，例如老年人、孕产妇或存在肝肾功能障碍的人群

C. 上班族

5. 以下佩戴口罩的方法，哪一项正确？（　　）

A. 要分清口罩的内外、上下，浅色面朝外，深色面朝内

B. 为了节约，口罩可以两面轮流佩戴

C. 佩戴口罩时，要将折面完全展开，完全包住嘴、鼻、下颌，然后压紧鼻夹，使口罩与面部完全贴合

D. 将口罩有金属条（鼻夹）的一端戴在下方

6. 室内用食用醋能杀灭新型冠状病毒吗？（　　）

A. 能，食用醋有杀菌消毒效果

B. 不能，食用醋所含醋酸浓度很低，达不到消毒效果，同时易对人的眼睛和呼吸道造成刺激

7. 吃抗病毒药物如磷酸奥司他韦等，能预防新型冠状病毒感染吗？（　　）

A. 能，磷酸奥司他韦是抗病毒药物，网络上也流传着这一药方

B. 不能，虽然磷酸奥司他韦是抗病毒药物，但目前没有证据显示其能够预防新型冠状病毒感染

8. 吃抗生素能预防新型冠状病毒感染吗?
(　　)

A. 能，这是发烧感冒时最管用的药

B. 不能，新型冠状病毒肺炎的病原体是病毒，而抗生素针对的是细菌。如以预防为目的，错误使用抗生素会增强病原体的耐药性

9. 吃维生素 C 能预防新型冠状病毒感染吗?(　　)

A. 能，维生素 C 可以增强免疫力

B. 不能，维生素 C 可帮助机体维持正常免疫功能，但不能增强免疫力，也没有抗病毒的作用

10. 吃板蓝根能预防新型冠状病毒感染吗?(　　)

A. 能，板蓝根有抗病毒作用

B. 不能，板蓝根适用于治疗风热感冒等热性疾病的治疗，对预防新型冠状病毒没有效果

11. 此前接种了流感疫苗的人就不容易被新型冠状病毒感染了吗？（　　）

A. 是的，接种过流感疫苗的人不易被新型冠状病毒感染

B. 不是，流感疫苗主要是预防流感的，对新型冠状病毒无预防作用，所以接种了流感疫苗仍有可能感染新型冠状病毒，也可能出现严重症状

12. 被新型冠状病毒感染的肺炎患者，不发烧就可以出院了吗？（　　）

A. 是的，发烧是判断肺炎的标准

B. 不是，参照目前最新《新型冠状病毒感染的肺炎诊疗方案（试行第五版）》等相关标准，体温恢复正常 3 天以上，呼吸道症状明显好转，肺部影像学显示炎症明显吸收，连续两次呼吸道病原核酸检测阴性（采样时间间隔至少 1 天），可解除隔离出院或根据病情转至相应科室治疗其他疾病。

13. 戴多层口罩才能防住新型冠状病毒吗？（　　）

A. 是的，戴得越多越不易被新型冠状病毒感染

B. 不是，就医用口罩而言，只要正确佩戴合格产品，佩戴一个就能达到预期的防护效果。多个叠戴并不能增加防护效果，口罩防护的关键指标还有气密性

14. 咳嗽和打喷嚏时要注意什么？（　　）

A. 用双手遮掩口、鼻

B. 咳嗽和打喷嚏后，把用过的纸巾放入无盖垃圾桶

C. 用纸巾或手肘部位遮掩口、鼻

15. 与新型冠状病毒患者近距离接触过，需要隔离多少天？（　　）

A. 2 至 3 天

B. 7 天

C. 14 天

D. 21 天

16. 新型冠状病毒流行期间最好不要从事体育运动？（　）

A. 是的，密闭门窗，不出门，保持静卧

B. 不是，可以在家中进行一些比较温和的体育锻炼，尽可能使身体各部位、各系统都得到适当锻炼，拓宽锻炼的项目和形式，以达到增强体质的目的

【多选题】

1. 2020 年 1 月 25 日，中共中央政治局常务委员会召开会议，专门听取新型冠状病毒感染的肺炎疫情防控工作汇报。习近平总书记发表重要讲话指出，要加强____工作，加强____工作，加强____工作，加强____工作，加强____工作，加强社会力量组织动员，维护社会大局稳定，确保人民群众度过一个安定祥和的新春佳节。

A. 联防联控

B. 有关药品和物资供给保障

C. 医护人员安全防护

D. 市场供给保障

E. 舆论引导

2. 中华全国总工会倡议，各级工会要把疫情防控工作作为当前____、____的工作抓实抓好，____、____，为遏制疫情扩散蔓延、维护社会大局稳定作出应有贡献。

A. 最重要

B. 最紧迫

C. 守土负责

D. 守土尽责

3. 中华全国总工会向全国广大职工和工会干部发出了关于抗击新型肺炎疫情的倡议书，要积极有序参与疫情防控工作。各级工会干部要在党委和政府的____、____下，按要求协同其他部门做好疫情防控工作，落实好____、____各项措施。

    A. 统一领导

    B. 统一指挥

    C. 联防联控

    D. 群防群控

4. 中华全国总工会向全国广大职工和工会干部发出了关于抗击新型肺炎疫情的倡议书，要切实把思想和行动统一到党中央、国务院决策部署上来。要增强____、坚定____、做到____，深刻认识做好疫情防控工作的____，坚定不移把中央的决策部署落到实处。

    A. "四个意识"

    B. "四个自信"

    C. "两个维护"

    D. 重要性和紧迫性

5. 2020 年 1 月 27 日，中华全国总工会发出关于抗击新型肺炎疫情的倡议书，号召全国各行各业的广大职工和各级工会干部迅即行动起来。为做好疫情防控，具体应如何做？
（　　）

A. 切实把思想和行动统一到党中央、国务院决策部署上来

B. 积极有序参与疫情防控工作

C. 带头遵守疫情防控各项制度规定

D. 督促身边亲友提高防范意识

E. 扎实做好职工舆论引导工作

6. 目前确定的新型冠状病毒的传播方式？
（　　）

A. 飞沫传播

B. 接触传播

C. 空气传播

7. 针对新型冠状病毒，哪些口罩可以起到防护作用？（　　）

A. 医用外科口罩

B. N95 口罩

C. 活性炭口罩

8. 目前对于新型冠状病毒的治疗方法是？
（　　）

A. 已有特定治疗方法

B. 暂时没有特定治疗方法，但是可以对症处理

C. 对感染者的辅助护理能提高治疗效果

D. 大量使用抗菌药物治疗

9. 什么是密切接触者？（　　）

A. 与患者（疑似或确诊病例）共同居住、学习、工作或其他有密切接触的人员

B. 诊疗、护理、探视患者（疑似或确诊病例）时未采取有效防护措施的医务人员、家属或其他与患者有类似近距离接触的人员

C. 与患者（疑似或确诊病例）同病室的其他患者及陪护人员

D. 与患者（疑似或确诊病例）乘坐同一交通工具并有近距离接触的人员

E. 现场调查人员调查后经评估认为符合条件的人员

10. 如果成为密切接触者，应该怎么做？（　　）

A. 不要随便外出

B. 居家医学隔离观察

C. 做好自我身体状况观察

D. 如出现发热、咳嗽等症状，要及时向当地随访医生报告，在其指导下到指定医疗部门进行排查、诊治

11. 新型冠状病毒感染者就医时应如何做？（　　）

A. 正确佩戴口罩，比如一次性使用医用口罩

B. 主动告知医生自己的接触史

C. 主动告知医生自己的旅行史

D. 认为自己不是被感染者，向医生隐瞒病情

12. 新型冠状病毒肺炎的主要表现有哪些? (　　)

A. 最常见为发热, 可为中低热, 部分患者症状轻微, 可无发热

B. 主要为干咳

C. 约半数患者在 1 周后出现胸闷、气促等呼吸困难表现

D. 病情严重者进展为急性呼吸窘迫综合征、脓毒症休克、难以纠正的代谢性酸中毒和出凝血功能障碍

13. 怀疑自己有新型冠状病毒感染的症状怎么办? (　　)

A. 不要去上班或上学

B. 主动佩戴口罩到就近的定点救治医院发热门诊就诊

C. 加强居家通风和消毒

D. 到网络上寻找治疗偏方

14. 患者家属要注意什么? (　　)

A. 家属做好自我防护，将患者与其他家庭成员隔离开，间隔距离至少保持 1 米，有条件的患者使用单独卫生间

B. 家属照顾患者时，必须正确佩戴符合防护要求的口罩

C. 家属与患者接触后，应使用肥皂或含酒精的免洗洗手液充分清洗双手

D. 帮患者到网上寻找治疗偏方

15. 办公场所的哪些地方是病毒传播的"高危"地带？（　　）

A. 电梯间

B. 餐厅

C. 办公室

D. 会议室

16. 办公场所应采取哪些防护措施？（　　）

A. 保持工作场所室内空气流通

B. 办公室地面进行定期消毒

C. 咳嗽或打喷嚏时用纸巾将口、鼻完全

遮住

D. 用过的纸巾可以随意乱扔

17. 电梯间应采取哪些防护措施？（　　）

A. 搭乘电梯一定要佩戴口罩

B. 有条件的单位要频繁为电梯间消毒，特别是按钮区

C. 搭乘完电梯后先洗手

18. 怀疑周围的人有感染新型冠状病毒的症状怎么办？（　　）

A. 自己佩戴口罩，与对方保持距离

B. 不闻不问，假装自己不知道

C. 建议对方佩戴口罩并前往就近的定点救治医院发热门诊就诊

D. 帮对方到网上找治疗偏方

19. 新型冠状病毒感染引起的症状与SARS、流感、普通感冒有什么区别？（　　）

A. 新型冠状病毒感染以发热、乏力、干

咳为主要表现，严重的将发展为肺炎

 B. 被新型冠状病毒感染的患者早期可能不发热，仅有畏寒和呼吸道感染症状，但 CT 会显示有肺炎现象

 C. 新型冠状病毒感染引起的重症病例与 SARS 类似

 20. 在家中如何预防新型冠状病毒感染？（ ）

 A. 始终密闭门窗

 B. 早睡早起、不熬夜，提高自身免疫力

 C. 保持良好的个人卫生习惯

 D. 坚持安全的饮食习惯，食用肉类和蛋类要煮熟、煮透

 21. 婴幼儿如何预防新型冠状病毒感染？（ ）

 A. 始终密闭门窗

 B. 不面对孩子呼气

 C. 不和孩子入口同一食物

D. 外出回家时，及时洗手、鼻、眼睛等暴露的部位

22. 孕产妇如何预防新型冠状病毒感染？( )

A. 始终密闭门窗

B. 孕产妇的毛巾、浴巾、餐具、寝具等生活用品应单独使用

C. 健康产妇坚持做好母乳喂养，喂奶前要正确洗手

D. 保持营养均衡，清淡饮食，避免过度进食，做好体重控制

23. 去农贸市场应注意采取哪些防护措施？( )

A. 避免接触野生动物

B. 佩戴口罩

C. 不屠宰或食用病、死禽畜和野生动物

D. 向摊主询问哪里有野生动物售卖

24. 出门在外应如何预防新型冠状病毒感染？（　　）

A. 避免前往疫情高发区

B. 正确佩戴口罩

C. 搭乘公共交通工具参观热门景点

D. 避免手在接触公共物品或设施之后直接接触面部或眼睛

单选题答案

1. A	2. A	3. B	4. B	5. C
6. B	7. B	8. B	9. B	10. B
11. B	12. B	13. B	14. C	15. C
16. B				

多选题答案

1. ABCDE	2. ABCD	3. ABCD
4. ABCD	5. ABCDE	6. AB
7. AB	8. BC	9. ABCDE
10. ABCD	11. ABC	12. ABCD
13. ABC	14. ABC	15. ABCD
16. ABC	17. ABC	18. AC
19. ABC	20. BCD	21. BCD
22. BCD	23. ABC	24. ABD